# L'EXCLUSION

DE

# LA LOGE SOUS-HÉPATIQUE

# EN CHIRURGIE BILIAIRE

# L'EXCLUSION

DE

# LA LOGE SOUS-HÉPATIQUE

## EN CHIRURGIE BILIAIRE

PAR

Le Dr Louis COLLET

Élève de l'École du Service de Santé militaire.

LYON

A. REY, IMPRIMEUR-ÉDITEUR DE L'UNIVERSITÉ

4, RUE GENTIL, 4

1917

A MON PÈRE, A MA MÈRE

Nous dédions ce modeste travail,
en témoignage de profonde affection
et de reconnaissance.

A MON FRÈRE

A MA FAMILLE, A MES AMIS

L. C.

A MES MAITRES

**de la Faculté de Médecine de Lyon**

**et de l'Ecole du Service de Santé militaire.**

**A mon Président de thèse**

MONSIEUR LE PROFESSEUR ROCHET

**Professeur à la Faculté de Médecine de Lyon,**
**Chirurgien-major de l'Antiquaille.**

Il nous fait le très grand honneur d'accepter la présidence de notre thèse. Qu'il reçoive ici l'hommage de notre profonde gratitude.

Au Docteur DELORE

Chirurgien des Hôpitaux de Lyon.

A qui nous devons ce travail. Il ne nous a ménagé ni ses conseils ni son temps. Nous sommes heureux de pouvoir le remercier ici de toute la bienveillance qu'il nous a témoignée.

## AVANT-PROPOS

On pardonnera beaucoup à une thèse « de guerre » hâtivement terminée au cours d'une permission dont nous ne saurions trop remercier M. le médecin-inspecteur Ruotte, médecin-chef des Armées alliées en Orient. On ne nous reprochera pas non plus de n'avoir pas choisi l'un des multiples sujets d'étude que nous offrent chaque jour nos trop nombreux blessés; la vie de régiment, qui est nôtre depuis longtemps, se prêtant mal à pareil travail. Et puis, ce sujet que voulut bien nous donner M. Delore, chirurgien des hôpitaux, n'offre-t-il pas lui aussi son intérêt et n'est-il pas utile de publier un procédé précieux pour le malade, alors que nous ne le savons employé nulle part, tant en France qu'à l'étranger?

# L'EXCLUSION

DE

# LA LOGE SOUS-HÉPATIQUE

## EN CHIRURGIE BILIAIRE

## CHAPITRE PREMIER

L'exclusion de tout foyer opératoire est l'un des grands principes de chirurgie abdominale moderne : telles sont, par exemple, les exclusions du petit bassin après les opérations gynécologiques, ou de la fosse iliaque après certaines interventions douteuses pour appendicite à tiède. Si précieuses que paraissent ces exclusions, celle de la loge sous-hépatique semble encore plus avantageuse. Il ne s'agit pas seulement ici, en effet, d'exclure une zone infectée, de recouvrir avec des lambeaux de séreuse des surfaces cruentées, mais de s'opposer, par un cloisonnement approprié, à l'irruption dans le grand péritoine d'un liquide dont l'écoulement est continu et par là même dangereux, toute question de septicité mise à part. Par surcroît, sauf erreur de diagnostic, le chirurgien qui intervient pour lithiase doit compter avec une bile infectée : il est parfaitement admis, en effet, à l'heure qu'il est, que l'infection est au début de la lithiase, qu'elle ne la quitte pas dans son évolution et lui occasionne toutes ses complications.

Lorsque cette infection initiale a déterminé la formation de calculs, ceux-ci peuvent, à leur tour, devenir l'origine de nouvelles poussées infectieuses : par l'irritation incessante des canaux, ou par l'obstacle à l'écoulement de bile qu'ils entraînent, ils réalisent les meilleures conditions susceptibles d'exalter la virulence de l'infection qui les a engendrés.

Donc, danger d'une bile à sécrétion continue, danger d'une bile infectée. Or, malgré tous les soins, l'abouchement de la vésicule à la paroi au cours de la cholécystostomie peut venir à ne pas tenir; il n'est pas toujours possible de poser une ligature sur le cystique profondément enfoui; alors même que l'on a fait une cholécystectomie idéale avec ligature de ce cystique et enfouissement soigneux du moignon, cette ligature peut sauter. Un suintement peut se faire autour du drain que Poppert introduit à frottement dur dans la vésicule — au cas où l'on ne peut amener celle-ci à la paroi — ou autour du drain en T, dont les branches drainent respectivement l'hépatique et le cholédoque. Quelle que soit l'intervention pratiquée, l'opéré n'est jamais à l'abri de cet accident : l'écoulement en plein péritoine d'une bile qui, partie de l'hypocondre droit et sollicitée par la pesanteur, gagne le point déclive, qui est la fosse iliaque, où elle va s'accumuler, traversant dans toute sa hauteur l'abdomen et infectant au passage la plus grande partie de la séreuse péritonéale.

Ajoutons à ce danger de la bile celui du sang que donne non seulement l'hémorragie secondaire de l'artère cystique, mais les adhérences que l'on est obligé de rompre, et certaines hémorragies cholémiques prenant naissance au niveau de toutes les surfaces cruentées chez des hémophiles dont le sang a perdu sa coagubilité normale.

Et constatons que, si réduite soit-elle par la substitution du drainage systématique des voies biliaires aux opérations idéales (sutures primitives), la péritonite par infection généralisée compte au nombre des complications des interventions pratiquées, complication grave et pour le plus souvent mortelle avant l'édification du processus de défense que représentent les adhérences.

## CHAPITRE II

C'est pour parer à ce danger que Kehr, après les interventions sur les voies biliaires, imagina son large tamponnement sous-hépatique, devenu et resté longtemps classique, tamponnement qui représente pour ce chirurgien un temps capital de toute opération de drainage de l'hépatique.

Mais cette pratique nécessitait la large déhiscence de la plaie et par là exposait aux éventrations ultérieures. La mise en place était chose fort douloureuse et délicate : trop lâche, il n'édifiait qu'une barrière insuffisante pour la protection du péritoine ; trop serré, il constituait un véritable danger : compression de l'estomac ou du duodénum ou même de la veine porte (Villard).

Son ablation prenait presque les proportions d'une seconde opération, exigeant de larges irrigations de sérum ou d'eau oxygénée, parfois l'anesthésie. Réalisée trop tôt, avant l'édification de solides adhérences, elle exposait à la péritonite et à l'éviscération; que de fois les anses intestinales sont venues au dehors à la suite du pansement. Réalisée trop tard, le pansement, auquel l'intestin était venu fortement adhérer, déterminait des hémorragies et, ce qui est plus fâcheux encore, des fistules intestinales. De là, formation de deux camps de chirurgiens : les uns, avec Kekr, ne retirant les mèches que tardivement, au quinzième jour; les autres les enlevant précocement, dans les quatre premiers jours, chaque manière de faire présentant ses avantages et ses inconvénients.

Aussi ce tamponnement à la Kehr ne pouvait longtemps donner pleine satisfaction et ce chirurgien est le seul qui, à cette heure encore, lui soit demeuré obstinément fidèle, cette pratique étant à réserver aux opérations d'urgence dans lesquelles la gravité du malade empêche de s'assurer de la perméabilité biliaire. Dans ce cas, il présente l'intérêt évident de faciliter l'ablation secondaire des calculs qu'il aurait été imprudent de vouloir enlever au moment même de l'intervention.

Il fallait donc trouver mieux et s'efforcer de réaliser une exclusion du champ opératoire, non pas artificiellement avec de la gaze, mais plus naturellement, en utilisant la disposition anatomique de la région.

Un premier progrès dans ce sens fut réalisé par la pratique de la cholécystectomie sous-séreuse qu'imaginèrent simultanément, autour de 1900, Doyen et Moynihan, bientôt suivis dans cette voie par Poncet, Tixier, Villard et une foule d'autres.

Sauf au niveau de son fond, où la séreuse est fortement adhérente, la vésicule est décortiquée de son revêtement péritonéal. Les lambeaux ainsi obtenus peuvent être suffisants pour, d'une part, enfouir la ligature posée sur le cystique, d'autre part, être fixés à la paroi, et reconstituant après l'ectomie le canal séreux aux lieu et place de la vésicule, drainer la bile au dehors. Sans doute cette cholécystectomie sous-séreuse donne en général toute satisfaction : rabattement avec les lambeaux des organes qui peuvent y être adhérents et ne sont ainsi point déchirés, péritosation de la fossette cystique, et pour ce qui nous intéresse, exclusion du champ opératoire. Mais le malheur est qu'elle n'est pas toujours possible; autour de la vésicule enflammée, la séreuse réagit, il y a de la péricholécystite à côté de la cystite, péritonite plastique immobilisant la vésicule, et l'on risque fort, en pratiquant l'opération sous-péritonéale, de rompre les parois de l'organe et celles de l'intestin ou du viscère accolé.

Il faut donc, ce qui est loin d'être habituel, un péritoine vésiculaire sain; il faut aussi une vésicule facilement abordable et point remontée avec un foie caché sous la paroi costale. Aussi, même entre les mains des chirurgiens qui y ont le plus volontiers recours, cette pratique n'est possible que dans les deux tiers des cas.

D'autre part, la cholécystectomie elle-même n'est pas toujours indiquée. Si avantageuse soit elle, puisqu'elle supprime en même temps, suivant le mot de Langenbuch, les pierres et la carrière, elle a des conditions opératoires bien définies : absence de phénomènes infectieux graves et aigus, et elle rencontre de sérieuses difficultés d'exécution quand il s'agit d'une vésicule scléreuse, rapetissée, enfouie sous des adhérences étendues.

Et que faire alors après une cholécystostomie ou après une taille du cholédoque? Il faudra ici de toute nécessité revenir à la pratique de Kehr et placer un tamponnement sous-hépatique.

Il était donc nécessaire de trouver un procédé d'application plus générale qui pût être utilisé dans tous les cas, quelle que soit l'intervention pratiquée sur les voies biliaires. C'est pourquoi l'on a cherché à exclure par une péritonisation appropriée la loge sous-hépatique, l'isolant ainsi de la grande cavité péritonéale.

---

# CHAPITRE III

---

On nomme ainsi un diverticule de la grande cavité péritonéale compris entre la face inférieure de la glande hépatique et le feuillet supérieur du mésocôlon transverse. Normalement, au-dessous du foie se place horizontalement, avec son angle droit en position plus ou moins fixe et plus ou moins haute, la portion droite du côlon transverse. Les ligaments hépato- et phréno-coliques, plus ou moins tendus, limitent la loge en dehors, le côlon transverse en forme le plancher. En dedans, du côté de la ligne médiane, la loge est bordée par la deuxième portion verticale du duodénum et en avant d'elle à quelque distance, par le reliquat de la veine ombilicale devenue ligament rond qui se rend obliquement de l'ombilic au sillon longitudinal gauche du foie. Duodénum et côlon jouissent, suivant les cas, d'une certaine laxité et forment à la loge des limites plus ou moins nettes. Ainsi délimitée, cette loge communique largement :

En avant, avec la cavité péritonéale proprement dite ;

En dedans, avec la fosse gastrique et l'arrière-cavité des épiploons;

En dehors avec le sinus pariéto-colique droit.

Comment, dans ces conditions, réaliser cette mise à l'abri du grand péritoine? Il s'en faut que cette exclusion ait une technique aussi bien réglée que celle, par exemple, du petit bassin au cours des affections gynécologiques faite basse par adossement des lambeaux péritonéaux prérectal et préutérin, ou haute à l'aide de l'S iliaque. Au niveau du foie on a recours à des procédés de fortune qui dépendent de la disposition des viscères dans la région sous-hépatique, fort variable normalement et plus encore à l'état pathologique. Pour en réaliser l'exclusion, il suffira, une fois pratiquée l'intervention sur les voies biliaires, d'appendre, en un temps complémentaire, à la paroi abdominale antérieure les différents viscères.

Le côlon transverse, tendu transversalement au-dessous du foie et fixé par quelques points en U au péritoine pariétal formera ainsi la loge à sa partie antérieure et inférieure.

La même manière de faire qui amarre à la paroi la portion verticale du duodénum et quelquefois quand il est ptosé, l'autre pylorique réalise la fermeture de la loge en dedans. On pourra utiliser, en outre, et d'autant mieux que celui-ci est plus chargé de graisse, le ligament rond.

Quant à sa limitation en dehors, le ligament phrénocolique l'assure le plus souvent; un point mis en bonne place pourra le renforcer. La face inférieure du foie constitue en haut le couvercle. Dans bien des cas, l'épiploon présent, lui aussi, appendu à la paroi, permet de renforcer l'exclusion et de la parfaire. De même l'on utilisera les adhérences libérées, l'épiploon gastro-hépathique, le moignon de la vésicule au cours d'une cholécystectomie partielle. Quénu, cité par Mathieu, utilise surtout le grand épiploon qu'il fixe au péritoine pariétal en avant, à droite au foie, à

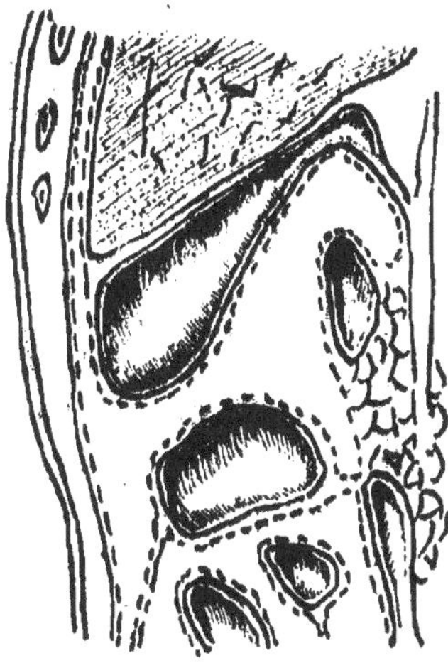

Fig. 1
(demi-schématique).
Coupe sagittale de la région sous-hépatique à l'état normal.

(*Dessins dus à M. Champel, interne des Hôpitaux de Lyon*).

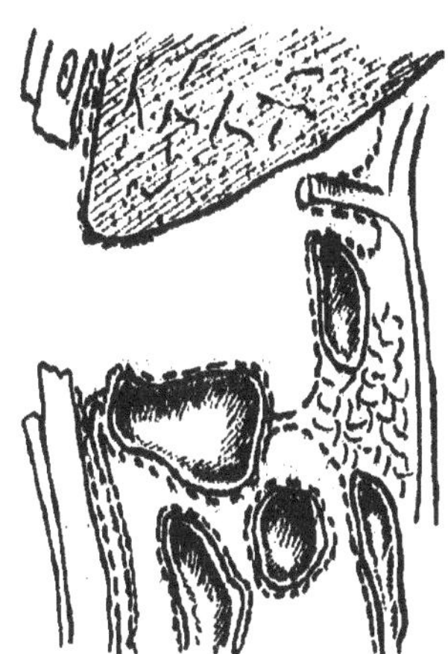

Fig. 2
(demi-schématique).
Après colectomie, le côlon transverse a été appendu à la paroi abdominale antérieure par quelques points passés au ras de l'insertion colique du grand épiploon. La loge sous-hépatique est ainsi exclue à sa partie inférieure par le côlon qui lui forme un véritable plancher.

gauche au duodénum. Les observations ramassées à la fin de cet ouvrage montreront l'utilisation que fait le chirurgien de chaque élément avoisinant son champ opératoire.

Quelques points de technique sont à préciser ; il faut avoir soin de pratiquer la fixation des différents viscères à quelque distance, soit un travers de doigt, de la lèvre d'incision du péritoine pariétal, afin qu'une partie de celui-ci demeurant libre, la fermeture de la paroi puisse être facilement réalisée à la fin de l'intervention. Ajoutons que l'incision oblique sous-costale de la paroi facilite grandement cette exclusion de la loge sous-hépatique, épiploon, côlon transverse, duodénum sont alors amarrés à la lèvre inférieure du péritoine pariétal sectionné, quelque peu au-dessous du bord libre de cette lèvre. La loge exclue, l'incision pariétale peut être refermée dans sa presque totalité. Dans cette loge ainsi limitée sont mis en place un drain et deux petites mèches, drainage minimum bien éloigné du volumineux tamponnement à la Kehr.

Quant à la perfection de cette exclusion les opérations itératives permettent de la constater. Dans les cas où, après une cholécystostomie l'on a eu à reintervenir pour une ectomie, toujours l'on a trouvé, au-dessous du foie, une cavité parfaitement cloisonnée et les manœuvres se sont toujours produites sans ouverture du grand péritoine.

---

## CHAPITRE IV

On comprend dès lors facilement les multiples avantages que présente cette exclusion :

La création d'une loge sous-hépatique, isolée de la grande cavité péritonéale s'oppose en effet à l'écoulement de liquide — sang ou bile — dans l'abdomen, et cela, quelle que soit l'opération pratiquée. Elle crée un chemin à cette bile dangereuse, cheminement qui n'offre plus aucun risque d'inoculation de la grande séreuse péritonéale. Et de fait, depuis que l'on a eu recours à cette pratique dans le service de M. Delore, l'on n'a plus vu se développer de péritonite chez les opérés. S'agit-il d'une vésicule marsupialisée et suturée à la plaie opératoire, alors même que l'abouchement à la paroi viendrait à ne pas tenir, à la faveur de l'exclusion, les liquides auraient toute tendance à s'écouler au dehors. Il en va de même lorsqu'on a pratiqué une cholécystectomie, et à l'appui de ce fait nous signalerons l'observation suivante : il s'agit d'une vieille femme à qui avait été faite une ectomie suivie de ligature et d'enfouissement du moignon cystique. Après exclusion soignée de la loge sous-hépatique, l'abdomen fut refermé sans drainage aucun. Au douzième jour, alors que la guérison semblait devoir se poursuivre sans incident aucun, une déchirure spontanée se produisit au niveau de la plaie opératoire, déchirure qui donna issue à une grande quantité de bile mélangée de pus. Les choses s'étaient passées sans doute ainsi : malgré les précautions prises, sous la poussée de la bile, la ligature du cystique avait sauté et le liquide biliaire s'était collecté dans la loge sous-hépatique exclue, y acquérant au bout de quelques jours une tension suffisante pour désunir une plaie fermée pourtant à plusieurs plans. Certainement, en pareil cas, à défaut d'exclusion, la bile ne fut jamais venue s'écouler au dehors et l'on eût assisté, pour le moins, au développement d'un cholépéritoine. Aussi, dans le cas exceptionnel où l'on voudrait avoir recours à l'ectomie sans drainage aucun, cette pratique ne pourra être adoptée qu'après exclusion soigneuse de la loge sous-hépatique.

Ainsi, premier avantage : protection de l'abdomen contre l'écoulement de produits septiques. Mais il n'est pas le seul.

A la suite de ce cloisonnement, la grande cavité péritonéale est fermée sur la masse du grêle. Seule, une partie du côlon transverse et du duodénum, qui tous deux sont des portions assez fixes de l'intestin, viennent se mettre au contact de la plaie opératoire, refermée d'ailleurs dans sa plus grande partie. De ce fait, les risques d'éviscération post-opératoires sont réduits au minimum. On ne risquera pas non plus, en retirant les mèches à drainage, d'ailleurs placées en petit nombre dans la loge sous-hépatique, de voir venir à leur suite une ou plusieurs anses intestinales adhérentes à la gaze du pansement. Et c'est même pour éviter pareille complication chez un malade lointain, que le chirurgien ne pouvait panser lui-même, que fut pratiquée pour la première fois cette intervention en 1906.

Elle permet encore de réduire au minimum le drainage, de fermer dans sa presque totalité la plaie opératoire et par là, d'éviter aux malades des souffrances et des infirmités ultérieures.

De même, elle diminue sérieusement les chances d'adhérences intestinales, la masse du grêle avoisinant le champ opératoire étant réduite à la portion descendante du duodénum.

Au cours de l'intervention, il n'est pas jusqu'à la technique de l'ectomie qui ne soit simplifiée : plus n'est besoin, en effet, de pratiquer l'ablation de l'organe en sous-séreuse, de lui conserver la totalité de sa couverture péritonéale : par deux incisions parallèlement menées au grand axe de la vésicule rasant la zone d'adhérence hépatique antérieure et s'étendant de son fond jusqu'au cystique, seule est conservée pour éviter une hémorragie en nappe souvent difficile à arrêter, cette portion de péritoine qui tapisse la fossette cystique. Le péritoine des faces latérales et de la face inférieure de la vésicule, celui-ci souvent très adhérent, peut dès lors être sacrifié, et l'opération y gagne en simplicité et en rapidité.

# CHAPITRE V

On a fait à cette exclusion de la loge sous hépatique certaine critique :

Les adhérences produites par suture du duodénum ou du côlon à la paroi seraient l'origine de crises douloureuses, voire même d'obstacle à l'écoulement normal du contenu intestinal.. M. Delore, dont la parole fait foi en chirurgie gastro-intestinale et qui, systématiquement, fait suivre de cette exclusion sous-hépatique toute intervention sur les voies libiaires depuis plus de dix ans, nie tout accident de cette nature, et cite à ce propos le cas suivant : un malade chez lequel son médecin fait le diagnostic de cholécystite calculeuse est livré au chirurgien qui, après ablation de nombreux calculs, fait une exclusion soignée de la loge sous-hépatique. Quelques temps après, phénomènes douloureux dans la région hépatique, que l'on met facilement sur le compte d'adhérences à la paroi, consécutives à la fixation qui avait été faite du côlon transverse au péritoine antérieur. Les crises douloureuses s'aggravant, on se décide à intervenir de nouveau et, au lieu d'adhérences, le chirurgien trouve un calcul de l'hépatique, oublié ou autochtone.

Explication de même nature chez une malade à qui l'on avait enlevé la vésicule, qui continuait à souffrir et chez laquelle un esprit superficiel aurait pu porter le diagnostic d'adhérences douloureuses. A la suite d'un accident plus aigu, réintervention : il s'agissait en réalité d'une appendicite, haute, suppurée.

---

# OBSERVATIONS

I. — Femme, quarante-cinq ans (Clinique Poncet, 1902). *Cholécystite calculeuse suppurée.*

Vésicule recouverte par l'épiploon et le côlon transverse qui lui adhèrent ainsi qu'à la paroi. Après avoir détaché ces adhérences, on incise la vésicule très épaissie, d'où s'échappent pus, bile et calculs. L'opération se termine par une choléocystostomie avec un drain dans la vésicule marsupialisée. Elle se passe toute entière au milieu d'adhérences, sans ouverture de la grande cavité péritonéale. Guérison deux mois après.

Ici la *natura medicatrix*, a précédé le chirurgien, mais c'est un cas exceptionnel, et mieux vaut compter sur une bonne suture que sur des adhérençes problématiques et trop longues à venir.

II. — Femme, cinquante et un ans (Clinique Poncet, 1902). *Cholécystite et péricholécystite.*

Incision verticale sur le bord du grand droit. Le bord inférieur du foie est adhérent à l'épiploon et au côlon, formant une grosse masse inflammatoire. Pas de plan de clivage permettant d'aborder la vésicule profondément cachée. Section du bord hépatique. A 4 centimètres de profondeur, on trouve une vésicule ratatinée avec muqueuse fongueuse et un gros calcul. Chlolécystostomie. Un drain. L'épiploon gastro-colique est fixé à la paroi, séparant l'abdomen inférieur du supérieur. Suites opératoires simples.

III. — Femme, trente-six ans (Clinique Poncet, 1902).

Hydropisie calculeuse de la vésicule, cholécystectomie sous-séreuse. La cavité sous-séreuse est marsupialisée par suture de son ouverture à la paroi abdominale. La cavité est tamponnée avec une mèche, tandis que le reste de l'incision abdominale est refermée à deux plans. Guérison maintenue deux ans après.

Voilà sans doute une opération idéale, mais cependant sans ressource aucune au cas où la suture à la paroi lâcherait.

IV. — Femme, quarante ans (Service Poncet, 1907).
*Cholécystite calculeuse suppurée.*

La vésicule, énorme et épaissie, est ponctionnée ; on en retire 200 grammes de muco-pus et 30 à 40 petits calculs. Après cette ponction, on pratique une cholécystectomie sous-séreuse. Puis la cavité opératoire est fixée au péritoine pariétal, et ainsi exclue de la grande cavité péritonéale. Drainage. Guérison en vingt jours.

V. — Femme, trente-six ans (Sainte-Clotilde-Croix-Rousse, 1912). *Crises hépatiques.*

On aborde le foie à travers une paroi abdominale très épaissie. Vésicule grosse, adhérente au foie et au côlon. On ouvre la vésicule, la curette ramène quatre gros cailloux. Il paraît imprudent de l'enlever à cause de l'hémorragie. Cholécystostomie après exclusion de la loge avec l'épiploon. Drain. Guérison rapide.

VI. — Femme, vingt-quatre ans (Sainte-Catherine, Croix-Rousse, 1912). *Coliques hépatiques.*

Laparotomie oblique sous-costale droite. Le foie descend bas. Au-dessous, énorme vésicule enflammée et épaissie.

Après avoir décollé quelques adhérences épiploïques à la vésicule, on lie les vaisseaux, le cystique et on décolle le vésicule jusqu'au foie. Dans le mésocyste, œdème et induration. Cholécystostomie, il s'écoule du pus et quatre à cinq calculs du volume d'une bille. La vésicule est enlevée; hémostase de la loge hépatique au moyen de sutures. Cloisonnement sous-hépatique avec le côlon, l'épiploon et le ligament suspenseur.

Une petite mèche. Guérison en un mois.

VII. — Femme, quarante-trois ans (Sainte-Catherine, 1912). *Cholécystite calculeuse.*

Incision oblique sous-costale. Foie prolabé et induré. Au-dessous de lui, énorme vésicule adhérente au côlon, à l'épiploon, aux organes voisins, mais pas à la paroi abdominale. Nombreux calculs, bile sale. Tout autour de la vésicule et dans le mésocysote on trouve un œdème inflammatoire très développé. On fait l'hémostase de la loge cystique avec des points en U et on fait l'exclusion sous-hépatique par suture du péritoine pariétal à l'épiploon. Deux mèches. Sort guérie vingt jours après.

VIII. — Homme, trente-neuf ans (Hôtel-Dieu, 1913). *Cholécystite suppurée.*

Incision verticale, vésicule voilée par des adhérences épiploïques qui la fixent à la paroi. Après les avoir décollées, on tombe sur une énorme vésicule contenant 5 à 800 grammes de liquide. L'ectomie étant impossible, étant donnée la hauteur du foie, on met un drain dans la vésicule ouverte à la paroi et on fait le cloisonnement habituel avec l'épiploon fixé au péritoine pariétal en avant, au foie en dehors, au duodénum en dedans.

Suites opératoires normales.

IX. — Femme, quarante-sept ans (Hôtel-Dieu, 1914). *Ictère.*

Incision sus-ombilicale en potence. Grosse vésicule remplie d'une quarantaine de calculs de moyen volume sans contenu liquide. Ectomie sous-séreuse. Cathétérisme du cystique et du cholédoque jusqu'au duodénum négatif. Cloisonnement de la loge avec duodénum et côlon. On y laisse deux mèches qu'on enlève au douzième jour.

X. — Femme, quarante-neuf ans (Hôtel-Dieu, 1914). *Cholécystite scléro-atrophique.*

Adhérences périduodénales et stomacales nombreuses. Ectomie. En raison des difficultés opératoires qu'occasionne la péritonite plastique, on ne peut pratiquer qu'une péritonisation partielle.

Décès. A l'autopsie, la ligature du cystique a sauté, on se trouve en présence d'une cholépéritonite occupant le sinus pariétocolique droit et le pelvis.

Cette observation a presque la valeur d'une contre-expérience; il est probable, en effet, que si l'exclusion avait été possible, il se serait simplement développé une infection localisée, un abcès sous-hépatique, de gravité infiniment moindre.

XI. — Homme, quarante-six ans (Hôtel-Dieu, 1914). *Douleurs hépatiques.*

Vésicule grosse, foie très remonté. Malgré l'incision transverse s'étendant à tout le droit, il est impossible d'extérioriser la vésicule. Aspiration de liquide louche. Trois calculs. Marsupialisation, drain, mèches après cloisonnement classique. Sort au bout de trois semaines.

XII. — Homme, cinquante-quatre ans (Hôtel-Dieu, 1914). *Ictère brusque.*

Laparotomie oblique sous-costale droite; la vésicule atrophiée, adhérente au foie et au duodénum est enlevée. Le cystique est épaissi, le cholédoque aussi.

deux calculs. Drain en T dans le cholédoque et l'hépatique; un point de suture pour rétrécir la brèche du cholédoque. Exclusion sous-hépatique avec le duodénum. Trois petites mèches. Sort guéri.

XIII. — Femme, trente-six ans (Hôtel-Dieu, 1914). *Coliques hépatiques.*

Laparotomie oblique; foie ptosé. Vésicule grosse, épaissie, sans adhérences. Cholécystectomie d'arrière en avant. La sonde passée dans le cholédoque ne rencontre pas d'obstacle. Un drain dans l'hépatique. Suture du mésocôlon au feuillet pariétal.

XIV. — Femme, quarante-trois ans (Hôtel-Dieu, 1914). *Cholécystite calculeuse.*

Incision longitudinale, vésicule dissimulée sous des adhérences péritonéales; à la curette, on enlève trois à quatre cailloux qui comblaient la cavité. Isolement soigné de la cavité opératoire par l'épiploon péricolique et périduodénal. Deux petites mèches. Persistance d'une petite fistule au bout d'un mois.

XV. — Femme, quarante-deux ans (Hôtel-Dieu, 1914). *Lithiase biliaire.*

Incision en baïonnette, foie profondément caché. Le côlon est venu s'y accoler et les deux organes forment une loge fermée à la vésicule. Décollement du côlon, isolement avec compresses. Ponction : écoulement de bile noirâtre, calculs à la curette. On termine en se servant du côlon pour faire un conduit séreux jusqu'au péritoine pariétal au drain introduit dans la vésicule. Fermeture totale sauf drain. Guérison.

XVI. — Femme, quarante-sept ans (Croix-Rousse, Sainte-Catherine). *Cholécystite subaiguë.*

Incision oblique sous-costale droite. La vésicule est recouverte de fausses membranes adhérente, elle contient un calcul et du liquide louche. Ectomie. Exclusion sous-hépatique avec l'épiploon suturé au péritoine pariétal et au duodénum. Mèches. Suites normales.

XVII. — Femme, trente-six ans (Sainte-Clotilde, Croix-Rousse, 1916).

Signes de cholécystite datant de quelques semaines. Douleurs et tuméfaction au niveau de l'épigastre Incision à ce niveau. On tombe sur une cholécystite suppurée. La vésicule contient un calcul. Marsupialisation à la paroi. Cloisonnement sous-hépatique avec le côlon appendu en avant par quelques points en U. Drainage minimum.

Guérison rapide.

XVIII. — Homme, quarante-huit ans (Croix-Rousse, 1916).

Troubles gastriques depuis longtemps, non améliorés par le traitement. Laparotomie médiane. Il s'agit d'une cholécystite calculeuse atrophique avec péricholécystite. Ectomie avec un drain en T. On fait le cloisonnement de la cavité en dedans avec l'épiploon, les adhérences le ferment en dehors et en dedans.

XIX. — Homme, vingt-six ans (Croix-Rousse, 1916).

On sent une vésicule descendant jusqu'à la fosse iliaque droite. Laparotomie oblique sous-costale droite. Il s'agit d'une vésicule allongée en cornemuse. Cholécystectomie. Vingt-six calculs. Exclusion avec l'épiploon et le côlon suturé à la peau par ses franges.

Mèches dans la cavité que l'on retire au douzième jour.

XX. — Femme, quarante-huit ans (Sainte-Catherine, Croix-Rousse, 1916).

Grosse vésicule sans jamais d'ictère. Vésicule épaissie, adhérente, avec pus et cailloux. Ectomie. Exclusion avec épiploon et duodénum. Drain. Fistule longue à tarir.

XXI. — Femme, vingt-neuf ans (Sainte-Catherine, Croix-Rousse, 1916). *Cholécystite calculeuse.*

Laparotomie sus-ombilicale médiane. Adhérences enserrant la vésicule, petits calculs. Ectomie. La loge est fermée par les adhérences de l'épiploon à la paroi en avant; on utilise les lambeaux d'adhérences libérées pour fermer en dedans et en dehors. Drain. Guérison.

XXII. — Femme, quarante-deux ans (Sainte-Catherine, Croix-Rousse, 1916). *Ictère progressivement foncé.*

Laparotomie d'ictère. On ne sent pas la vésicule. Le doigt introduit dans la plaie rencontre au niveau du hile une induration nodulaire qui doit correspondre à un néoplasme. Lobe gauche très hypertrophié. Exclusion par suture du grand épiploon, en dedans à l'épiploon gastro-hépatique, en avant au péritoine pariétal. Mèche.

XXIII. — Femme, quarante ans (Clinique Delore).

Quelques crises de coliques hépatiques avec ictère, la dernière datant de deux mois. Il y a huit jours, brusque douleur du côté droit, avec température de 40°5. A l'examen, point douloureux hépatique sans grosse vésicule. Le foie parait un peu hypertrophié. La température se maintenant élevée, on se décide à l'intervention.

Laparotomie oblique sous-costale droite. La vésicule est peu enflammée, le foie est dur. Rien du côté de l'estomac, ni du pancréas. L'appendice est sain. On fait le diagnostic d'angiocholite avec hépatite, et l'on pratique l'ectomie avec drainage biliaire. Le cystique est si petit qu'il est impossible de le retrouver pour le drainer et le ligaturer. Cloisonnement sous-hépatique par suture de l'épiploon et de la zone d'adhérence vésiculaire qui a été décollée. Drain, mèches. Suites opératoires des plus simples : écoulement abondant de bile, aucun signe de péritonite au bout de trois semaines.

Le chirurgien n'a aucune crainte au sujet de son opérée, malgré la non-ligature du cystique qui serait un gros danger sans l'exclusion de la loge sous-hépatique.

XXIV. — Femme, quarante-cinq ans (Clinique Delore). *Cholécystite calculeuse.*

Plusieurs crises de coliques vésiculaires sans ictère. Douleurs continues dans l'hypocondre droit depuis plusieurs mois. La température ne dépasse pas 38 degrés. On sent un foie descendant dans la fosse iliaque et nettement flottant. Au-dessous de son bord inférieur, énorme vésicule.

Le 14 octobre 1910. Incision oblique sous-costale droite : la vésicule adhérente est décollée et enlevée. Elle contient du pus et du mucus avec un calcul du volume d'une noix. La cholécystectomie est suivie d'une exclusion sous-hépatique par suture des lèvres du décollement vésiculaire avec le péritoine pariétal. Mèches dans la cavité exclue.

Guérison en vingt-cinq jours.

XXV. — Femme, trente ans (Clinique Delore). *Ancienne cholécystite.*

Depuis six mois, douleurs dans la région hépatique et température variant de 38°7 à 37°5. On sent le foie flottant et, au-dessous de son bord inférieur, une zone indurée et douloureuse.

Le 26 octobre 1916, incision oblique sous-costale droite. Le foie et le rein sont très abaissés. La vésicule est adhérente à l'épiploon et au duodénum, ses parois sont très épaissies. Dans son intérieur, la muqueuse a un aspect tomenteux, mais pas de pus ni calcul ; cholécystectomie, le cystique paraît oblitéré. La zone d'adhérence est fixée au péritoine pariétal et la loge sous-hépatique est tamponnée avec une petite mèche.

Fermeture de la plus grande partie de la plaie. L'opérée se lève le quinzième jour et rentre chez elle le vingt et unième.

On pourrait ainsi multiplier les observations, M. le chirurgien Delore terminant par une exclusion du champ opératoire chacune de ses interventions sur les voies biliaires. Telles qu'elles sont, celles-ci suffisent pour démontrer et le parti à tirer des éléments avoisinant le foyer opératoire, et l'absence de toute complication grave chez ses opérés.

## CONCLUSIONS

I. — L'exclusion de la loge sous-hépatique en chirurgie biliaire est un complément opératoire logique, d'exécution facile, qui n'est qu'une application particulière de ce principe de chirurgie abdominale qui veut que l'on exclue, autant que possible, tout foyer d'intervention.

II. — Isolant de la grande cavité péritonéale un foyer opératoire que la présence de la bile rend toujours suspect, elle prévient la péritonite généralisée en la limitant à une infection localisée.

III. — Elle évite le contact de la masse de l'intestin grêle avec la plaie opératoire et par là, les éviscérations consécutives à l'ablation des mèches, et celles plus tardives qui accompagnaient les éventrations, complication fréquente avec les larges déhiscences nécessitées par le tamponnement à la Kehr.

IV. — Non seulement utile au malade, elle simplifie la technique de la cholécystectomie, rendant inutile l'opération sous-séreuse, bien peu facile souvent.

# BIBLIOGRAPHIE

COTTE, thèse de Lyon, 1907-1908.
— *Lyon Médical*, n° 1, 1908.

DELORE et ARNAUD, l'Exclusion de la loge sous-hépatique en chirurgie biliaire (*Lyon-Chirurgical*, mai 1914).

MATHIEU, thèse de Paris, 1908-1909.

TIXIER, Cholécystectomie sous-séreuse, *Société de Chirurgie de Lyon*, 1904.

# TABLE DES MATIÈRES



Lyon. — Imprimerie A. Rey, 4, rue Gentil. — [illegible]

www.ingramcontent.com/pod-product-compliance
Ingram Content Group UK Ltd.
Pitfield, Milton Keynes, MK11 3LW, UK
UKHW021130230726
13926UKWH00002B/708